BEI GRIN MACHT SICH IHR WISSEN BEZAHLT

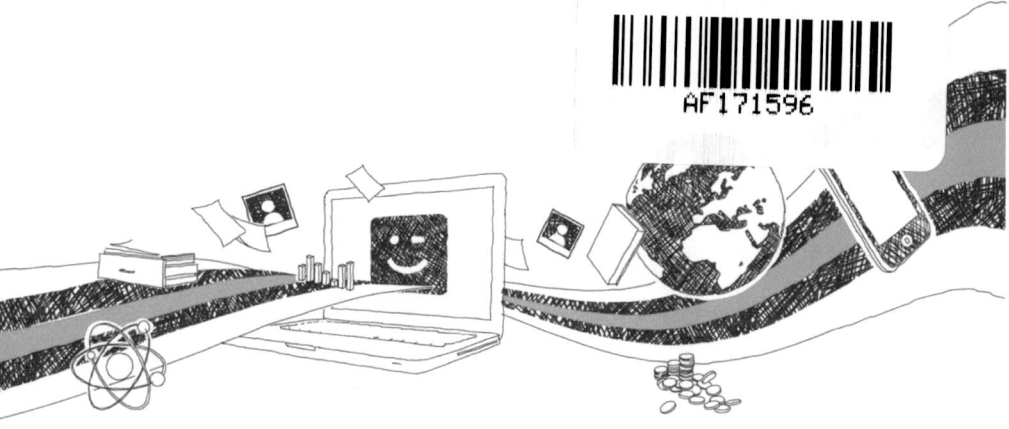

- Wir veröffentlichen Ihre Hausarbeit, Bachelor- und Masterarbeit

- Ihr eigenes eBook und Buch - weltweit in allen wichtigen Shops

- Verdienen Sie an jedem Verkauf

Jetzt bei www.GRIN.com hochladen und kostenlos publizieren

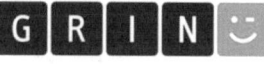

Bibliografische Information der Deutschen Nationalbibliothek:

Die Deutsche Bibliothek verzeichnet diese Publikation in der Deutschen Nationalbibliografie; detaillierte bibliografische Daten sind im Internet über http://dnb.d-nb.de/ abrufbar.

Dieses Werk sowie alle darin enthaltenen einzelnen Beiträge und Abbildungen sind urheberrechtlich geschützt. Jede Verwertung, die nicht ausdrücklich vom Urheberrechtsschutz zugelassen ist, bedarf der vorherigen Zustimmung des Verlages. Das gilt insbesondere für Vervielfältigungen, Bearbeitungen, Übersetzungen, Mikroverfilmungen, Auswertungen durch Datenbanken und für die Einspeicherung und Verarbeitung in elektronische Systeme. Alle Rechte, auch die des auszugsweisen Nachdrucks, der fotomechanischen Wiedergabe (einschließlich Mikrokopie) sowie der Auswertung durch Datenbanken oder ähnliche Einrichtungen, vorbehalten.

Impressum:

Copyright © 2018 GRIN Verlag
Druck und Bindung: Books on Demand GmbH, Norderstedt Germany
ISBN: 9783668970663

Dieses Buch bei GRIN:

https://www.grin.com/document/489126

Nadine Korpas

Work-Life-Balance im gesundheitssoziologischen Kontext

GRIN Verlag

GRIN - Your knowledge has value

Der GRIN Verlag publiziert seit 1998 wissenschaftliche Arbeiten von Studenten, Hochschullehrern und anderen Akademikern als eBook und gedrucktes Buch. Die Verlagswebsite www.grin.com ist die ideale Plattform zur Veröffentlichung von Hausarbeiten, Abschlussarbeiten, wissenschaftlichen Aufsätzen, Dissertationen und Fachbüchern.

Besuchen Sie uns im Internet:

http://www.grin.com/

http://www.facebook.com/grincom

http://www.twitter.com/grin_com

FOM Hochschule für Oekonomie und & Management Köln

Berufsbegleitender Studiengang zum Bachelor of Arts

Zweites Semester

Seminararbeit in „Gesundheitssoziologie"

Titel: Work-Life-Balance im gesundheitssoziologischen Kontext

Autor/in: Nadine Korpas

Abgabedatum: 15.06.2018

Inhaltsverzeichnis

Abbildungsverzeichnis   III

1. Einleitung..1
2. Definition Work-Life-Balance...1-2
3. Formen der Beeinflussung der Work-Life-Balance durch das Arbeitszeitmodell Schichtdienst..2-3
   3.1 Physische Beeinträchtigung..3-4
   3.2 Psychische Beeinträchtigung..4
4. „Burnout" als Folge einer unausgeglichenen Work-Life-Balance....................4-5
5. Präventionsmaßnahmen..6
   5.1 Alternative Arbeitszeitenmodelle..6
       5.1.1. Flexible Arbeitszeitenregelung..6
       5.1.2. Teilzeitarbeit..6-7
       5.1.3. Home-Office/ Telearbeit..7
   5.2 Soziale Einrichtungen..7-8
6. Diskussion..8-9
7. Fazit..9
8. Literaturverzeichnis..10

Abbildung 1: Die Zufriedenheit der IG-Metall Arbeitnehmer mit Ihrer Arbeitszeit

Abbildung 2: Krankheitstage durch das Burnout-Syndrom in Deutschland nach Geschlecht in den Jahren 2004 bis 2015

1. Einleitung

Arbeitnehmer, die dem Schichtdienstmodell zugeordnet sind, leiden deutlich häufiger an gesundheitlichen Problemen wie Schlafstörungen, Nervosität und Müdigkeit sowie an einem schlechten Zeitmanagement für die persönliche Freizeitgestaltung. Zur Folge hat dies eine negative Work-Life-Balance. Kann man also von einer grundlegenden Beeinflussung der Work-Life-Balance durch den Schichtdienst sprechen?

In der vorliegenden Arbeit wird die negative Beeinflussung der Work-Life-Balance eines Individuums durch das Arbeitszeitmodell Schichtdienst dargestellt und mögliche Erklärungen für diesen Sachverhalt diskutiert. Hierbei wird exemplarisch auf zwei Formen der Beeinflussung eingegangen: die physische Beeinträchtigung und die psychische Beeinträchtigung. Die Folgen einer negativen Work-Life-Balance werden abschließend in Zusammenhang mit Implikationen für die Prävention formuliert.

Die Work-Life-Balance unterliegt einer ausgedehnten öffentlichen Diskussion darüber, wie man Arbeitnehmern mehr Kontrolle über die Organisation ihres Arbeitslebens einräumt, damit Ihnen eine bessere Abstimmung mit den anderen Bereichen ihres Lebens ermöglicht wird und sie gleichzeitig immer noch den höchstmöglichen Nutzen für ihr Unternehmen erzielen. Die nähere Betrachtung einer gesunden Work-Life-Balance und somit einer Ausgewogenheit von Arbeits- und Privatleben entstand durch soziale und wirtschaftliche Veränderungen. Zu den Veränderungen zählten z. B. eine steigende Anzahl von berufstätigen Frauen, die Erwartungen der jüngeren Generation X, die zunehmende Ablehnung einer Kultur der langen Arbeitszeiten, das Anwachsen der 24/7-Gesellschaft sowie technische Fortschritte. Leider gibt es jedoch immer noch unzählige Menschen, deren Privatleben zu sehr durch die tägliche Arbeitszeit bestimmt und denen so ein Ausgleich von Beruf und Privatleben unmöglich wird.

2. Definition Work-Life-Balance

Work-Life-Balance ist der englische Ausdruck für die Ausgewogenheit von Arbeits- und Privatleben und beschreibt das Gleichgewicht zwischen dem zeitlichen Aufwand und der

Anstrengung, die jemand seiner beruflichen Tätigkeit widmet und der Zuteilung dieser beiden Faktoren zu anderen privaten Lebensbereichen.[1]

Im Vordergrund bei der Work-Life-Balance stehen der Job, der einen erfüllt, ein glückliches Familien- oder Privatleben sowie ein gesunder Körper. Die jeweiligen Bereiche sind abhängig von individuellen Bedürfnissen und Wünschen eines Individuums. Aus diesem Grund muss die zur Verfügung stehende Energie gezielt und effizient eingesetzt werden. Es sollte weder für Beruf noch für Privatleben die eigenen Ressourcen und Energie so einseitig verbraucht werden, dass der jeweils andere Bereich nicht mehr existieren und wachsen kann.[2]

3. Formen der Beeinflussung der Work-Life-Balance durch das Arbeitszeitenmodell Schichtdienst

„Je größer die Balance desto besser, leichter, produktiver und gesünder ist ein Körper, ein Geist und eine Beziehung.", so Diplom-Psychologe Robert Betz. Eine ausgeglichene Work-Life-Balance kann allerdings durch verschiedene Faktoren negativ beeinflusst werden. Besonders im Fokus steht dabei die Schichtarbeit, denn wer im Schichtdienst arbeitet, tendiert eher zu einer negativen Work-Life-Balance als Personen, die sich ihre Arbeitszeit flexibel einteilen können.

Eine Befragung der IG Metall aus 2017 mit dem Leitsatz „Ich bin zufrieden mit meiner Arbeitszeit", bei der rund 680.000 Arbeitnehmer teilnahmen, zeigte, dass lediglich 35 % der Befragten mit Schichtdienst zufrieden mit ihrer Arbeitszeit seien. Demzufolge schienen ganze 65 % der Befragten unzufrieden. Im Gegensatz dazu gaben rund 54 % der Arbeitnehmer ohne Schichtdienst an, zufrieden zu sein.[3]

---

[1] www.onpulson.de – Begriffserklärung
[2] www.gruenderszene.de – Begriffserklärung
[3] www.igmetall.de – Arbeitnehmerbefragung

Speziell bei der Beeinflussung der Work-Life-Balance durch die Schichtarbeit wird der Bereich der physischen und psychischen Beeinträchtigung beleuchtet. Diplom-Psychologe Robert Betz spricht hierbei von „Mangelzuständen im Körper und in der Psyche".[4]

Abbildung 1: Die Zufriedenheit der IG-Metall Arbeitnehmer mit Ihrer Arbeitszeit

Glücklicher ohne Schicht

„Ich bin zufrieden mit meinen Arbeitszeiten" sagen von den Beschäftigten...

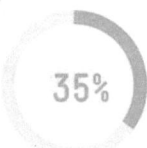 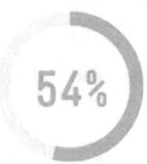

mit Schichtarbeit   ohne Schichtarbeit

Quelle: Beschäftigtenbefragung der IG Metall 2017
Grafik zum Download: bit.do/impuls1078

Hans **Böckler** Stiftung

3.1 Physische Beeinträchtigung

Exemplarisch für die physische Einschränkung durch den Schichtdienst stehen Katastrophen wie Tschernobyl, Exxon Valdez, Three Miles Island oder auch die Havarie der Costa Concordia, die sich allesamt in der Spät- und Nachtschicht ereigneten. Schichtarbeit erhöht demnach das Unfallrisiko und schadet langfristig der Gesundheit und somit auch einer gesunden Work-Life-Balance. Schlafstörungen, Appetitlosigkeit, Magenbeschwerden, innere Unruhe und Nervosität sowie Müdigkeit und Abgeschlagenheit sind typische Symptome, unter denen Personen, welche im Schichtdienst und somit entgegen dem biologischen Rhythmus arbeiten müssen, leiden. Die meisten Körperfunktionen unterliegen einem sogenannten tagesperiodischen Wechsel von 24 Stunden. Das bedeutet, dass spätestens nach acht Stunden Arbeit das Fehlerrisiko eklatant ansteigt.

---

[4] www.youtube.de – Interview über die Work-Life-Balance

Schon Frühschichten vor acht Uhr können die Körperfunktionen beeinträchtigen.[5]

3.2 Psychische Beeinträchtigung

Grundlage für die Idee der Work-Life-Balance sind vor allem aber auch psychologische Erkenntnisse. Diese beruhen auf dem hohen Stress-Level moderner Menschen in der heutigen Arbeitswelt. Viele Menschen machen gerne Zugeständnisse zugunsten des Berufs. Grund dafür sind das Voranbringen der eigenen Karriere, das Erreichen eines höheren sozialen Status im Unternehmen oder die Verbesserung des persönlichen Einkommens. Eine solche psychische Belastung muss der Schichtdienstarbeiter ausgleichen. Zum Nachteil des Privatlebens, beispielsweise in Bezug auf die Pflege sozialer Kontakte, Freizeitaktivitäten oder Anforderungen innerhalb der Familie in einer bestimmten Rolle (z.b. die Rolle des Elternteils), geschieht dies außerhalb der Arbeitszeit im häuslichen Umfeld, sodass das Privatleben und das direkte Umfeld dabei oft in Mitleidenschaft gezogen werden. Die Work-Life-Balance leidet, ebenso wie auch die eigene psychische Ausgeglichenheit.[6]

4. „Burnout" als Folge einer unausgeglichenen Work-Life-Balance

Nicht selten leiden Menschen, deren Work-Life-Balance nicht ausgeglichen ist, unter einer ständigen Unzufriedenheit und Frustration, einem hohen Stress-Level und psychischen Erkrankungen. Eine häufige Folge ist das und in diesem Zusammenhang oft diagnostizierte Burnout-Syndrom sein. Es gilt als eine der häufigsten Folgen einer ungleichen Work-Life-Balance.

„Chronische Müdigkeit, Lust- und Antriebslosigkeit und zusätzlich psychosomatische Beschwerden – dies sind Symptome einer Krankheit, die in aller Munde ist: Burnout. Burnout, was wörtlich übersetzt „Ausbrennen" bedeutet, wird immer häufiger als Ursache für den Ausstieg aus dem Beruf genannt. Selten geschieht dies freiwillig, vielmehr erreichen die Betroffenen im Laufe der Zeit einen Zustand, in dem nichts mehr geht".[7]

---

[5] www.zeit.de – Risiken der Schichtarbeit
[6] www.onpulson.de – Psychische Risiken
[7] „Work-Life-Balance" Kaiser/Ringsletter 2007 S. 155

Eine Auswertung zwischen den Jahren 2004 bis 2015 aller deutschen Betriebskrankenkassen hat ergeben, dass in den Jahren 2011 und 2012 jeweils ca. 80 bis 90 Krankheitstage pro 1000 Versicherten aufgrund der Diagnose Burnout in Anspruch genommen wurden. Die Dunkelziffer sei Spekulationen zu Folge deutlich höher.[8]

Abbildung 2: Krankheitstage durch das Burnout-Syndrom in Deutschland nach Geschlecht in den Jahren 2004 bis 2015

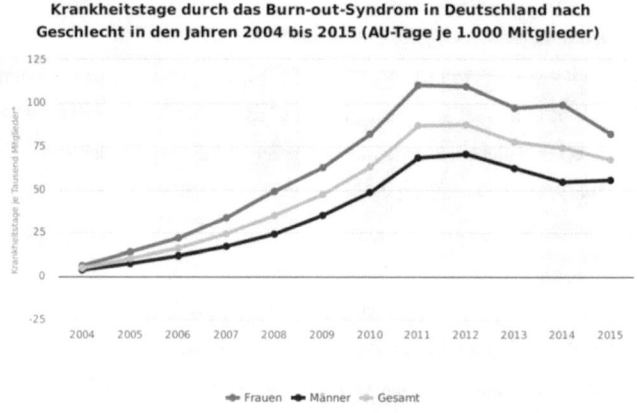

Burnout wird von der Wissenschaft und der Öffentlichkeit hauptsächlich mit dem Entstehungsfaktor „Arbeit" begutachtet. Hierbei stehen ein hoher Druck und eine übermäßige Aufopferung gegenüber der Arbeit im Vordergrund. Der Schichtdienst spielt dabei also ebenfalls eine Rolle, da er einen Menschen in der Möglichkeit, seine Freizeit flexibel zu gestalten und somit den Bereich „Life" angemessenen gegenüber dem Bereich „Work" auszugleichen, einschränkt.

---

[8] www.statista.de – BKK Dachverband

5. Präventionsmaßnahmen

Kann man den Stresssituationen nicht entkommen, können sich die oben genannten Folgen einstellen. Eine persönliche Struktur, freie und eigenverantwortliche Organisation im Arbeitsalltag können ein effektiveres Arbeitsleben und somit auch eine gesündere Work-Life-Balance schaffen.

Oft ist es jedoch schwer, innerhalb des beeinflussenden Arbeitsumfeldes und der vorgeschriebenen Schichtarbeitszeit die eigene Ordnung zu finden. Jedoch ist die Erkenntnis wichtig, dass es nicht immer persönliche Gründe sind, die die Work-Life-Balance belasten, und jeder kann sich wenigstens mit einem individuellen Struktur- und Zeitplan Inseln für die eigenen Interessen schaffen.

Folgende Arbeitszeitmodelle beeinflussen im Gegensatz zu der Schichtarbeitszeit die Work-Life-Balance eines Individuums nicht negativ. Diesen Faktor sollte ein jeder bei seiner Jobsuche zur Prävention der Unausgeglichenheit berücksichtigen.

5.1. Alternative Arbeitszeitenmodelle

5.1.1 Flexible Arbeitszeitregelungen

Die flexible Arbeitszeitenregelung stellt im vorliegenden Sachverhalt den Klassiker dar. Sie definiert sich durch mitarbeiterorientierte Beschäftigungsbedingungen und ermöglicht es bei professioneller Ausgestaltung die Arbeitszeit von Mitarbeitern so zu steuern, dass es den betrieblichen Belangen ebenso dient wie der Wahrnehmung der Interessen der Beschäftigten, ebenso bezogen auf das Privatleben. Wichtig ist, eine Überregulierung ebenso zu vermeiden, wie einen Verzicht auf jegliche Steuerungsmöglichkeiten. Wichtig ist auch, dass die getroffenen Regelungen tatsächlich gelebt werden können und insbesondere die direkten Führungskräfte ihren Mitarbeitern die notwendigen Freiräume und Gestaltungsmöglichkeiten gewähren.[9]

5.1.2 Teilzeitarbeit

Teilzeit ist ein weit verbreitetes und gern genutztes Arbeitszeitenmodell, da so gut wie jeder Arbeitsplatz bei entsprechender organisatorischer Vorbereitung auch

---

[9] www.experten.de – Maßnahmen für eine positive WLB

in Teilzeit besetzt werden kann. Der Gesetzgeber hat Arbeitnehmern ein Recht auf Teilzeit eingeräumt. Oft wurden Arbeitnehmer, die sich für eine Teilzeitstelle entschieden haben, wenn auch nur temporär, benachteiligt, da ein Zurückkehren in die Vollzeitbeschäftigung aufgrund betrieblicher Belange nicht immer gewährt werden konnte. Auch dies soll eine neue Gesetzesregelung künftig möglich machen. Die Rede ist von der „Brückenteilzeit".[10]

So kann der Arbeitnehmer relativ uneingeschränkt seine Arbeitszeit zu Gunsten der Work-Life-Balance strukturieren. Mit reduzierter Arbeitszeit gelingt es leichter, Beruf und Familie unter einen Hut zu bekommen, so dass mit zunehmendem Streben nach einer Work-Life-Balance die Nachfrage nach Teilzeitmodellen weiter steigen wird.

5.1.3 Home-Office/ Telearbeit

Der technische Fortschritt, auch „Digitalisierung" in Unternehmen, machen es möglich, dass inzwischen eine Vielzahl von Tätigkeiten ortsunabhängig, also auch außerhalb des Unternehmens durchgeführt werden können. Die Kosten für die notwendige Ausstattung sinken stetig und werden meist zudem vom Arbeitgeber getragen. Die Vorteile für sowohl den Arbeitgeber als auch insbesondere für den Arbeitnehmer liegen auf der Hand. Bei konsequentem Angebot von Telearbeitsmöglichkeiten entsteht eine Reduzierung des Flächenbedarfs und der damit verbundenen Kosten. Mitarbeiter ersparen sich teilweise lange Fahrzeiten und reduzieren damit ebenfalls ihre Kosten. Damit verbunden steht auch eine wesentlich gesündere Work-Life-Balance. Da Privatleben und Arbeit zu 90 % von einem selbst strukturiert werden und effektiv genutzt werden kann.

Die gewonnene Zeit kommt der Familie zugute und Mitarbeiter sind aufgrund der nicht vorhandenen Fahrzeiten schnell und flexibel einsetzbar, in Absprache auch spontan und stundenweise. Betriebliche Regelungen zu Datenschutz, Arbeitszeit und ähnliches sind ebenso zu beachten wie gesetzliche Vorgaben zum Arbeitsschutz.

5.2 Soziale Einrichtungen

Betriebskindergärten oder Kooperationen mit Organisationen, die sich um die

---

[10] www.deutsche-handwerks-zeitung.de – Wechsel in die Teilzeit

Vermittlung von Betreuungsplätzen kümmern, ermöglichen ebenfalls den Mitarbeitern, Privates und Berufliches selbst bei Schichtarbeitszeit besser miteinander vereinbaren zu können. Wichtig zu erwähnen ist, dass es bei der Betreuung zunehmend nicht mehr nur um die Kinder, sondern auch um die Elterngeneration geht.[11]

6. Diskussion

Die aufgeführten Erklärungsansätze für die Beantwortung der Frage ob die Work-Life-Balance eines Individuums durch Schichtdienst negativer Beeinflussung ausgesetzt ist, sprechen eindeutig dafür, dass dieses Arbeitszeitenmodell Auswirkungen auf die Ausgeglichenheit eines Menschen haben kann. Berücksichtigt werden muss allerdings die Tatsache, dass gegenteilige Literatur gefunden werden kann, aus der die Annahme hervorgeht, dass es lediglich auf die Ressourcen eines Menschen und die Betrachtungsweise der Work-Life-Balance selbst ankommt, die eine Beeinflussung durch ein bestimmtes Arbeitszeitenmodell verhindern können. Psychologen sprechen davon, dass die Bereiche „Work" und „Life" nicht strikt getrennt werden dürfen, um so eine konstante Balance schaffen und sich psychisch stabil entwickeln zu können. Allerdings gibt es keine Statistiken, Studien oder Forschungsansätze, die Letzteres untermauern und somit wissenschaftlich beweisen können. Man kann die in der Einleitung formulierte Fragestellung also nach heutigem Wissensstand und nach Zusammenfassung aller Recherchen bestätigen. Es muss jedoch dringend beachtet werden, dass die Work-Life-Balance lediglich durch subjektives Empfinden beurteilbar ist, da sie nicht objektiv anhand einer Skala von Dritten als gut oder schlecht eingestuft werden kann. Die Tatsache, dass viele Menschen zugunsten Ihres Berufes sprechen und sich Stress, Überforderung oder Unzufriedenheit nicht eingestehen wollen, kann eine nicht korrekte Basis für diverse Umfrage-Statistiken sein und diese somit in Bezug auf die Richtigkeit des Auswertungsergebnisses verfälschen.

---

[11] www.experten.de – Maßnahmen für eine positive WLB

Kritisch ist auch zu betrachten, ob sich die Work-Life Balance lediglich durch das bloße Arbeitszeitenmodell beeinflussen lässt, oder mit diesem weitere ausschlaggebende Faktoren zusammenhängen.

Zu dem Thema „Prävention einer ungesunden Work-Life-Balance bezogen auf den Schichtdienst", konnte keine detaillierte wissenschaftliche Literatur zusammengefasst werden. Daher sollte dieser Aspekt meiner Meinung nach in der weiteren Forschung noch betrachtet und genauer evaluiert werden.

7. Fazit

Betrachtet man alle in dieser Seminararbeit gesammelten Ergebnisse, kommt man zu dem Entschluss, dass der Schichtdienst definitiv einen Herd für eine negativ beeinflusste Work-Life-Balance darstellt und sich dieser auch konkretisieren lässt.

Festgehalten werden kann, dass Arbeitnehmer, die dem Schichtdienst zugeteilt sind, deutlich unzufriedener mit Ihrer Arbeitszeit und einem wesentlich höheren Stress-Level ausgesetzt sind als Arbeitnehmer, die ihre Arbeitszeit flexibel gestalten können. Bedeutsame Einflussfaktoren stellen hier sowohl zeitliche Gebundenheit als auch die daraus resultierende Einschränkung des Privatlebens durch den Schichtdienst dar. Bei allen unterstützenden Angeboten bleibt jedoch jeder Mitarbeiter auch selbst dafür verantwortlich, für seine eigene Work-Life-Balance zu sorgen. Unterstützen kann der Arbeitgeber diesen Weg zur Selbsterkenntnis allerdings durch geeignete Angebote. Hierbei sollten hauptsächlich Methoden der flexiblen Arbeit und familienfreundlichen Firmenpolitik praktiziert werden. Wichtig dabei ist, dass Flexibilität für alle zugänglich sein sollte, einschließlich denen, die keine Verantwortung tragen.

Gesundheitsschädigende Arbeitsbedingungen wie der Schichtdienst, sollten in Zukunft einen noch größeren Stellenwert sowohl in der Wirtschaft als auch in der Gesellschaft erhalten. Das bedeutet, dass diese Aspekte beispielsweise in die Curricula für Gesundheits- und Wirtschaftspsychologiestudenten, Arbeitsrechtler und den Arbeitsschutz eingebaut werden.

Literaturverzeichnis

Bücher

Stephan Kaiser, Max Josef Ringsletter – „Work-Life Balance – Erfolgsversprechende Konzepte für Extremjobber", Seite 155, Erscheinung 2007

Internetseiten

https://www.onpulson.de/lexikon/work-life-balance/
Zuletzt eingesehen am 15.06.2018 um 21:43 Uhr

https://www.gruenderszene.de/lexikon/begriffe/work-life-balance
Zuletzt eingesehen am 15.06.2018 um 21:43 Uhr

https://www.igmetall.de/befragung-2017-arbeitszeit-25366.htm
Zuletzt eingesehen am 15.06.2018 um 21:45 Uhr

https://www.zeit.de/karriere/beruf/2013-01/schichtarbeit-gesundheit-risiken
Zuletzt eingesehen am 15.06.2018 um 21:46 Uhr

www.statista/BKK/Dachverbank.de
Zuletzt eingesehen am 15.06.2018 um 21:48 Uhr

https://www.deutsche-handwerks-zeitung.de/wechsel-in-teilzeit-das-gilt-recht-lich/150/3098/292326
Zuletzt eingesehen am 15.06.2018 um 21:48 Uhr

https://www.experto.de/personal/work-life-balance-definition-und-massnahmen.html
Zuletzt eingesehen am 15.06.2018 um 21:49 Uhr

Abbildung 1: www.igmetall.de – Arbeitnehmerbefragung; Zufriedenheit der Mitarbeiter mit ihrer Arbeitszeit, Zuletzt eingesehen am 15.06.2018 um 21:53 Uhr, URL: https://www.igmetall.de/befragung-2017-arbeitszeit-25366.htm

Abbildung 2: www. Statistia.de – Krankheitstage durch das Burnout-Syndrom in Deutschland nach Geschlecht in den Jahren 2004 bis 2015, Zuletzt eingesehen am 15.06.2018 um 21:53 Uhr, URL: www.statista/BKK/Dachverbank.de

BEI GRIN MACHT SICH IHR WISSEN BEZAHLT

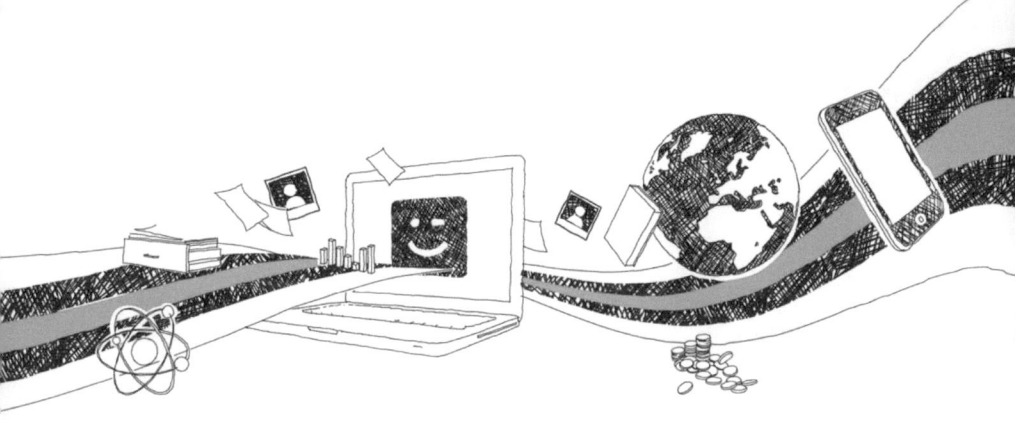

- Wir veröffentlichen Ihre Hausarbeit, Bachelor- und Masterarbeit

- Ihr eigenes eBook und Buch - weltweit in allen wichtigen Shops

- Verdienen Sie an jedem Verkauf

Jetzt bei www.GRIN.com hochladen und kostenlos publizieren

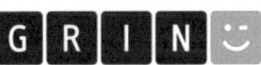